W0190643

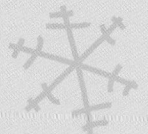

Inhalt

Liebe Leserin,
lieber Leser,

herzlichen Glückwunsch zu diesem CARE-Paket!
Es enthält für Sie – neben Buch, Karten und
Handwärmern – auch gute Wünsche, Glück und
Zuneigung und steht damit ganz in der Tradition
der »echten« CARE-Pakete. Mehr als zehn Millionen davon erreichten ab 1946 das zerstörte und
hungernde Nachkriegs-Deutschland. Gefüllt mit
Kleidung, Medikamenten oder Lebensmitteln,
lösten sie bei ihren Empfängern unbeschreibliche
Freude aus! Auch heute noch arbeitet CARE dort,
wo Menschen um das Überleben kämpfen.

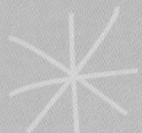

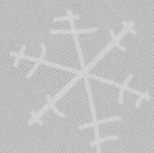

Unsere CARE-Pakete enthalten heute nicht mehr Dosenfleisch, Rosinen oder Schokolade, sondern komplexe Nothilfe- und Entwicklungsprogramme, die Menschen in den ärmsten Weltregionen Starthilfe in eine bessere Zukunft geben.

Wenn auch Sie Ihre Freude weitergeben möchten, schicken Sie ein CARE-Paket, schicken Sie Zukunft! www.care.de

CARE Deutschland–Luxemburg, Dreizehnmorgenweg 6, D–53175 Bonn
Tel.: (0228) 975 63-0, Fax: (0228) 975 63-51, E-Mail: info@care.de
Spendenkonto: 4 40 40, Sparkasse KölnBonn, BLZ 370 50 198

Willkommen im Club

Frieren sollte als Krankheit anerkannt werden, denn es gibt nicht nur Tausende von »Patienten«, sondern auch allerlei Symptome, zig Ursachen und x Therapien.

Sicherlich kennen Sie das: Gänsehaut, Zittern, eiskalte Hände und noch kältere Füße. Was für ein Leben! Wahre Wonnen verspricht dann nur ein Abend am Kamin mit der Wärmflasche auf dem Bauch, dicken Socken an den Füßen und einem heißen Tee! So richtig ernst nimmt das Frieren leider kaum jemand. Das soll sich jetzt ändern, denn auch aus eigener Erfahrung weiß ich:

- Frieren ist (k)eine Frage des Geschlechts.
- Frieren nervt fürchterlich.
- Frieren kostet viel Geld.

Aber es gibt auch eine gute Nachricht für alle Frostbeulen:

- Frieren macht erfinderisch.

Deshalb habe ich viele Tipps und Ideen für Sie zusammengestellt. Probieren Sie das ein oder andere aus und bewahren Sie sich Ihren Humor dabei. Mein Lebensmotto lautet: warm ums Herz – trotz kalter Füße. In diesem Sinne wünsche ich Ihnen viel Spaß beim Lesen!

Karin Hertzer

Fröstel-Frust

Das Frieren kurbelt sogar die Wirtschaft an: Oder was glauben Sie, an wem die Körnerkissen-Stopfer, die Fellsattel-Kürschner und die Heiße-Luft-Verkäufer so gut verdienen? An uns doch, den Mir-ist-immer-so-fürchterlich-kalt-Kunden.
Es fehlen nur noch die Selbsthilfegruppen, in denen sich die Betroffenen über ihr Leid(en) austauschen, einander Tipps geben und gegenseitig Mut machen, dass sie den nächsten Winter mit gemeinsamen Kräften schon überstehen werden.
Um diese letzte Marktlücke sofort zu schließen, rufe ich Sie auf: Suchen Sie in Ihrer Stadt nach Leidensgenossen und gründen Sie einen Fröstel-Frust-Club. Das hilft garantiert!

Einem frohen Gemüt lacht die Sonne
auch bei Regenwetter.

Sprichwort

Nackedei

Wissen Sie, welche Außentemperatur Sie nackt aushalten können, ohne dass Sie sich unterkühlen? Die Antwort lautet: 19 Grad – zumindest dann, wenn Sie dabei nicht auf der Stelle hocken bleiben, sondern sich bewegen. In Ruhe erzeugt nämlich jeder Mensch eine Wärmeleistung von 80 Watt pro Tag, und mit leichten Aufwärmübungen lässt sich dieser Wert auf das Vierfache erhöhen.

Fahrtwind

Wenn das Thermometer unter 19 Grad fällt, ist es nicht sonderlich sinnvoll, weiter im Adamskostüm herumzulaufen. Der Grund: Der »Fahrtwind« würde das wenig wärmende Luftpolster zwischen Haut und Haaren sofort wieder wegpusten. Verhalten Sie sich also ganz still und bibbern Sie klaglos vor sich hin. Das jedenfalls raten Wissenschaftler, die in der Theorie sogar recht haben mögen.

Für den Selbstversuch wäre es jedoch wärmstens zu empfehlen, dass Sie so schnell wie möglich Ihre Klamotten wieder anziehen.

Behagliche Wärme

In Büroräumen sollte es zwischen 20 und 22 Grad warm sein, empfohlen werden Luftgeschwindigkeiten von 0,1 bis 0,15 m/s. Raumtemperaturen von 26 Grad sollten nicht überschritten werden.

Ansichtssache

Es soll ja Menschen geben, die wissen, wie warm es ist, und trotzdem sagen, dass es ziemlich kalt sei. Eigentlich meinen sie: »Mir ist kalt.« Aber das können viele andere Menschen, mit denen sie darüber reden wollen, überhaupt nicht verstehen. »Mir ist warm«, geben jene dann zurück und schütteln ungläubig den Kopf.

Die Fakten: Der Mensch ist ein Warmblüter, er kann seine Körperkerntemperatur von 36,8 Grad halten – im Sommer wie im Winter. Das Fieberthermometer zeigt morgens etwa 36,5 Grad an und steigt gen Nachmittag auf 37,8 Grad. Beim Sport geht's hoch bis auf 39 Grad, weil die Muskeln Wärme produzieren. Abends sinkt die Temperatur, der Tiefstpunkt ist etwa um zwei Uhr nachts erreicht – wenn man denn sein Haupt zur Ruhe gelegt hat.

Bei Frauen gibt's noch eine Besonderheit: Die Basaltemperatur steigt nach dem Eisprung um etwa ein halbes Grad an und bleibt bis zur Menstruation auf diesem Niveau. Wer schwanger ist, hält konstant den höheren Wert.

Die Hitze im Innern sammeln

Wenn Sie oft kalte Hände und Füße haben, lässt sich das organisch eigentlich ganz einfach erklären: Unser Körper braucht eine gleichmäßige Wärme von 37 Grad im Innern, damit Herz, Nieren und Gehirn gut funktionieren. Die weiter außen liegenden Schichten dienen zur Isolierung. Und da die Gliedmaßen leider nicht lebensnotwendig sind, genügen für die Hände und Füße 28 Grad.

Bei Kälte ziehen sich die Blutgefäße in den Armen und Beinen zusammen, damit zumindest die inneren Organe noch gut durchblutet werden können. Im Extremfall würde der Körper also lieber die Finger und Zehen erfrieren lassen.

Glauben Sie noch an den Wetterfrosch?

*Das Bild kennt mittlerweile jedes Kind: Da hüpft
der grüne Laubfrosch in einem großen Glas mit Leiter nach
oben, weil er sich über das schöne Wetter so freut.*

Kritische Geister wissen es jedoch besser: Der einzige Grund,
warum ein Frosch nicht in einem engen Glas sitzen mag, ist
sein Wunsch nach Freiheit. Nur weg hier!
Zu seinem Ruf kam der Wetterfrosch, weil er bei gutem Wetter am liebsten nach oben klettert, um besser an die Fliegen
heranzukommen. Vertrauen Sie also lieber auf den Deutschen
Wetterdienst in Offenbach, der die Daten von weltweit rund
10.000 Stationen auswertet. Zu dumm nur, dass dort die »gefühlte« Temperatur für einen Mann berechnet wird, den virtuellen Klima-Michel.

Vor Zugluft sollte man immer auf der Hut sein.
Die Luft steht im Grunde unweigerlich im Widerspruch
zur Temperatur: Wenn diese warm ist, ist jene kalt,
und umgekehrt.

*Gustave Flaubert,
französischer Schriftsteller, 1821–1880*

Windchill-Effekt

Dass es sich manchmal kälter anfühlt, als das Thermometer anzeigt, hängt auch mit dem Windchill-Effekt zusammen: Bei einer Windstärke von 15 km/h fühlen sich nämlich 0 Grad wie minus 7 Grad an. Deshalb nutzen auch warme Jacken nur wenig, wenn sie nicht winddicht sind.

Wo es warm ist ...

... da lass dich ruhig nieder, sagt man. Deshalb überlegen Sie ganz genau, ob Sie Den-bekommt-man-nur-einmal-Job tatsächlich annehmen wollen, wenn das einen Umzug nach Oimjakon in Nordostsibirien bedeuten würde, wo das Thermometer minus 70 Grad anzeigen kann. Oder ob Sie den Mann Ihrer Träume wirklich heiraten sollten, wenn er Sie in den Flitterwochen nach Nordalaska entführen will, wo es im Sommer gerade mal 5 Grad hat.

Die Fakten: Ein gemäßigt-warmes Klima herrscht im Rheingraben und am Bodensee vor, da das Wasser zwischen den Gebirgen die Wärme speichert und so den Sommer verlängert. Im Garten können Sie dann vielleicht sogar Mandeln, Feigen und Esskastanien ernten.

Übrigens: Der Deutsche Wetterdienst misst seit 1901 die Temperaturen. Der bisherige Höchstwert wurde am 8. August 2003 in Perl-Nennig im Saarland festgestellt: 40,3 Grad.

Unser Sommer ist nur ein grün angestrichener Winter.
Sogar die Sonne muss bei uns eine Jacke von Flanell
tragen, wenn sie sich nicht erkälten will.

Heinrich Heine,
deutscher Dichter, 1797–1856

Klimatabelle genau lesen

Eine Reise nach Kalifornien lohnt sich allemal. Es kann sich aber böse rächen, wenn Sie die Wettervorhersage für San Francisco nicht ernst nehmen. Die Küstenstadt liegt zwar auf dem Breitengrad von Athen, wo es im August zwischen 22 und 32 Grad haben kann. In San Francisco wird es jedoch im Hochsommer manchmal ziemlich frisch: Bei Temperaturen von 12 Grad strömen denn auch die schlotternden Touristen sofort ins nächste Geschäft, um sich mit warmen Klamotten einzudecken. Die kalte Luftströmung vom Pazifik sollte man ebenfalls nicht unterschätzen, ebenso wie den Morgennebel, der sich erst gegen Mittag auflöst.
Tipp: Fahren Sie zum Aufwärmen eine Stunde weiter östlich ins Napa Valley, dort reifen die Weintrauben in der prallen Sonne.

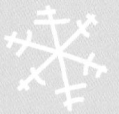

Der kälteste Winter meines Lebens war
ein Sommer in San Francisco.

Mark Twain zugeschrieben,
amerikanischer Schriftsteller, 1835–1910

Zum Baden auf die Malediven

Haben Sie auch immer eine Ausrede parat, wenn Sie mit zum Baden gehen sollen? Auf den Malediven, wo das Wasser bis zu 32 Grad warm werden kann, würden Sie sich tollkühn in die Fluten wagen. Aber in die Nordsee stecken Sie lieber nur den großen Onkel, um sich ja nicht zu unterkühlen?

Schwimmen in der Arktis

Von den wahren Badewonnen am Nordpol berichtet Lewis Pugh aus London: Im Juli 2007 wagte er sich in minus 1,8 Grad kaltes Wasser und schwamm in knapp 19 Minuten einen Kilometer quer durchs Eismeer – in Badehose und mit einer Kappe auf dem Kopf.

Wesentlich länger hätte es der Extremschwimmer auch nicht ausgehalten: Seine Körpertemperatur sank auf 36,5 Grad und im Laufe der folgenden 20 Minuten weiter bis auf 35 Grad. Erstaunlich: Nach einer ausgiebigen heißen Dusche war er wieder fit.

Ein Känguru hüpft durch Australien, in seinem Beutel rumort es fürchterlich. Es stoppt, öffnet den Beutel, und heraus kommt ein kleiner Pinguin, der sich die Seele aus dem Leib reihert. Zur selben Zeit sitzt ein kleines Känguru in der Antarktis auf einer Eisscholle, zittert vor Kälte und grollt: »Scheiß Schüleraustausch!«

Jammern bringt nix

Die meisten Frauen frieren, und laut Schulmedizinern gibt es gute Gründe dafür:

- Frauen sind relativ klein und haben deshalb ein ungünstiges Verhältnis von Oberfläche zu Volumen. Männer haben weniger Haut pro Kilo und geben nicht so viel Wärme ab.
- Frauen haben eine dünnere Haut als Männer, sodass ihr Körper bei Kälte das warme Blut schneller nach innen abziehen kann.
- Frauen weisen im Verhältnis zur Fettmasse weniger Muskelmasse auf, Männer mit Muckis können mehr Wärme produzieren und speichern.
- Bei Frauen konzentriert sich das Fett auf Po, Oberschenkel, Hüften und Busen. Wäre es wie bei Männern gleichmäßig über den ganzen Körper verteilt, würde es die inneren Organe länger vor Kälte schützen. Selbst Bierbäuche wärmen!
- Frauen verbrennen weniger Kalorien als Männer, um den Stoffwechsel auf Trab zu halten. Im Leerlauf und auf Hochtouren können sie deshalb weniger Hitze produzieren.

> Mir ist eigentlich immer warm, aber bei meinem Anstieg zum Mount Everest habe ich fünf Tage lang gefroren. Ich habe die Ruhe dort oben genossen, aber das Frieren fand ich ziemlich anstrengend.
>
> *Attila Budai, Komarno / Slowakei*

Gänsehaut kühlt leider

Wenn Ihnen kalt ist, reagiert Ihr Körper mit einem Notfallplan. Als Erstes meldet sich ein Reflex, der aus einer Zeit stammt, als unsere Vorfahren noch ein glatt anliegendes Fell hatten.

Bei Kälte ziehen sich die Haaraufsteller-Muskeln unwillkürlich zusammen, die Talgdrüsen an den Haarwurzeln wirken wie ein Hebel, richten die Haare auf, und rundherum entstehen lauter kleine Hügel – die Gänsehaut.

Vor Jahrtausenden hätte das aufgestellte Fell ein wärmendes Luftpolster zwischen den Haaren entstehen lassen – ein Effekt, der bei unseren paar Härchen heutzutage aber leider wirkungslos verpufft.

Und es kommt sogar noch schlimmer, denn die Gänsehaut vergrößert die Oberfläche und setzt uns damit ungeschützt Wind und Wetter aus. Doch leider können wir den Prozess willentlich nicht beeinflussen, deshalb hat unser Körper noch einen Plan B in petto (siehe Seite 15 ff.) …

Bei Gänsehaut raufen sich die Haare um einen Stehplatz.

Gunter Schäfer, München

Gute Seiten, schlechte Zeiten

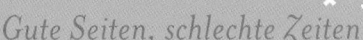

- Läuft Ihnen auch immer ein kalter Schauer über den Rücken, wenn jemand mit Kreide über die Tafel kratzt? Schrille Geräusche empfinden wir als unangenehm, weil sie Gefahr bedeuten könnten. Fürs Erste hilft dann eine Drohgebärde. Wir bekommen eine Gänsehaut, und alle Haare stehen uns zu Berge – wenn wir genügend davon hätten, würden wir unserem Gegner mit dieser Taktik mächtig imponieren.

- Eine Gänsehaut haben viele Menschen auch in der Oper, vor allem beim Geigen- oder Sopran-Solo. Besonders prickelnd wird es, wenn die hohen, lang anhaltenden Töne anschwellen, aber dann im Nichts verhallen. Der Grund: Solche Laute appellieren an unsere Urinstinkte und erinnern an das Baby, das in den höchsten Tönen schreit, weil es sich allein gelassen fühlt.

- Die Gänsehaut der angenehmsten Sorte stellt sich ein, wenn wir Songs hören, die uns an die erste große Liebe oder einen romantischen Abend erinnern. Auch bei Filmmusik klappt dieser Trick wunderbar!

Zähneklappern

Nach den Haaraufsteller-Muskeln sind die Muskeln der arteriellen Hautgefäße dran: Sie ziehen sich zusammen, damit die Haut nicht mehr so stark durchblutet wird und weniger Wärme nach außen abgeben kann.

Als nächstes werden die Kaumuskeln aktiv, die dicht unter der Haut liegen: Wenn sie rechts und links im Duett zittern, spielen auch die Zähne verrückt und setzen zum Klapperkonzert an. Leider nutzt der ganze Aufwand herzlich wenig, denn den Körper lässt das alles ziemlich kalt.

Schüttelfrost

Wenn wir Fieber bekommen, fangen wir an zu frieren – obwohl sich die Körpertemperatur erhöht. Schuld an diesem Verwirrspiel sind die Botenstoffe des Immunsystems, die dem Gehirn vorgaukeln, der Körper sei zu kalt. Er müsse jetzt alle Muskeln aktivieren, um Hitze zu produzieren. Wenn der geniale Plan tatsächlich aufgeht, schwächt die Körperwärme die eingedrungenen Bakterien oder Viren, und es bilden sich mehr Abwehrzellen. Wenn schließlich alle krankmachenden Schmarotzer beseitigt sind, sinkt das Fieber wieder.

Zittern hilft!

Weil Gänsehaut und Zähneklappern kaum Wärme produzieren, gibt das Gehirn zu guter Letzt den Startschuss an die Skelettmuskeln und lässt sie um die Wette zittern. Wenn alle 600 mitmachen, kann das den Körper von innen etwas aufwärmen. Viele kleine Muckis erreichen dabei wahrscheinlich mehr als der größte aller Muskeln: Oder hatten Sie schon mal Popo-Schütteln? Wenn ja, sollten Sie sich schleunigst was einfallen lassen ...

Wärmende Tipps

- Trinken Sie einen Glühwein oder einen Tee mit frischem Ingwer.
- Machen Sie sich eine Wärmflasche oder heizen Sie ein Körnerkissen im Ofen oder in der Mikrowelle auf.
- Das Bärenfell vor dem Kamin ist eine gute Idee, ein Schaffell auf der Couch tut es aber auch.
- Betören Sie Ihre Sinne: Befestigen Sie einen Gel-Kamin an der Wand, das Feuer entsteht beim Verbrennen von Bio-Ethanol.
- Hören Sie Lieder wie »Sunny«, »In the Summertime« und »The Heat Is On«.
- Schmökern Sie in Romanen wie »Jenseits von Afrika«, »Brasilien«, »Wer stirbt schon gerne unter Palmen«, »Traumfänger« und »Haifischfrauen«.
- Schauen Sie sich Filme an, bei denen Sie Feuer fangen: »Buena Vista Social Club«, »Out of Rosenheim«, »Lawrence von Arabien« oder »Der Flug des Phönix«.

Ziehen Sie sich das Fell bis über beide Ohren!

Als der Mensch sein Fell verlor, konnte er die Folgen noch nicht ahnen. Heute ist er weitgehend haarlos dem aktuellen Eiszeitalter ausgesetzt.

Traum-Job: Kein Wunder, dass nur wenige Menschen als Polarforscher, Kühlhausarbeiter und Weihnachtsbaum-Verkäufer in die Geschichte eingehen wollen. Frust auch bei den vielen fröstelnden Frauen: Im Winter finden Sie nur selten ihren Traum-Job, denn die Stellen als Schmiedin, Saunameisterin und Verkäuferin von heißen Semmeln sind Mangelware.

Warm anziehen: Sie sitzen häufiger vor dem Bildschirm als am Lagerfeuer? Dann hilft nur eins: Ziehen Sie sich das Fell bis über beide Ohren oder hüllen Sie sich ersatzweise in Klamotten aus Wolle, Daunen oder High-Tech-Materialien.

Kennen Sie den Knut-Trick?

Eisbären sehen zwar weiß aus, haben aber ein dichtes Fell aus vielen durchsichtigen Haaren. So kann die Sonnenwärme die dunkle Haut besonders gut aufheizen.

Pflegetipps

Wolle am besten mit der Hand waschen
- Waschmaschine: kurzes Wollprogramm ohne Schleudern
- lauwarmes Wasser (30 Grad) nehmen
- flüssiges Fein- oder Wollwaschmittel verwenden
- Wasser ablaufen bzw. abpumpen lassen
- Wäsche nur sanft drücken, nicht auswringen
- in ein Frotteetuch einrollen, um die Feuchtigkeit aus der Wolle zu pressen
- auf einem trockenen Handtuch ausbreiten
- nicht aufhängen und niemals in den Trockner geben
- Kaltentfärber kann bei Verfärbungen helfen

Felle ausbürsten oder ausschütteln
- verschmutztes Lammfell mit Wollwaschmittel bei 30 Grad in der Maschine waschen
- bei Zimmertemperatur oder im Trockner trocknen, dabei drei- bis viermal zwischendurch in Form ziehen
- nicht an die Heizung oder in die pralle Sonne legen
- mit Perchlorethylen (Perchlorethen, »P«) reinigen lassen

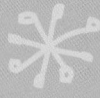

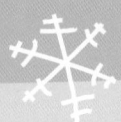

In Daunen gebettet

Omas Plumeau ist klasse, aber nicht, wenn sich die Daunen und Federn am Fußende zusammenballen. Also weg damit!

- Gönnen Sie sich eine 2,20 Meter lange und 1,55 Meter breite Decke mit möglichst hohem Daunenanteil. Der Grund: Daunen bestehen aus Büscheln von flauschigen Härchen, die viel wärmende Luft einschließen können. Am kuscheligsten sind die Daunen von Eiderenten, die in Grönland und Island leben.
- Wichtig sind hohe, versetzt angebrachte Stege an den Nähten der Karos, damit keine Kältebrücken entstehen können.
- Feder- und Daunenbetten sollten Sie regelmäßig aufschütteln und lüften. Sie können das Bettzeug ab und zu bei 40 bis 60 Grad waschen und im Trockner zusammen mit ein paar Tennisbällen trocknen, damit die Füllung flauschig und locker bleibt.

Pro und Kontra

Füllmaterialien aus Synthetik sind zwar preiswerter als Daunen. Die Luft wird jedoch in den hohlen Polyesterfasern eingeschlossen, deshalb wärmt auch das modernste Synthetikmaterial lange nicht so gut wie die Daunenbüschel.

Plüsch statt Pelz

Moderne High-Tech-Materialien sind für alle Frostbeulen ein Segen. Trotzdem gibt es ein paar Nachteile:
Wenn Wolle mit Polyacryl oder Polyamid gemischt wird, wärmt das Material nicht mehr so gut.
Stretchhosen mit hohem Elastan-Anteil fühlen sich kalt an. Bequemlichkeit hat eben ihren Preis.

Thermopuppe Charlie

Um testen zu können, wie gut Kleidung und Bettdecken wärmen, arbeitet die Abteilung für Bekleidungsphysiologie an den Hohensteiner Instituten mit der thermischen Gliederpuppe Charlie: Der »Mann« ist von innen elektrisch beheizt, seine Oberflächentemperatur lässt sich für 16 Sektionen regeln – so messen die Prüfer die Wärmeisolation an verschiedenen Stellen.

Kleine Materialkunde

Double-Face-Stoffe eignen sich besonders gut für Sportunterwäsche, weil sie den Schweiß sofort vom Körper wegleiten. Kontakt zur Haut hat nur die Kunstfaserschicht, die außen liegende Baumwolle saugt die Feuchtigkeit auf. Traditionelle Baumwollunterwäsche hingegen nimmt den Schweiß auf und ist schnell klatschnass.

Fleece wird meist aus Polyesterfasern hergestellt. Wenn das Material so gut wie Wolle wärmen soll, muss der Stoff ein Gewicht von mindestens 200 g/m^2 haben. Für Sportunterwäsche nimmt man dünne Mikrofasern.

Tipp: Ein Bademantel aus dickem Fleece ist wesentlich kuscheliger und leichter als das Standardmodell aus Baumwolle.

Teflon eignet sich auch als Membran für Regenjacken. Die Poren des Stoffes sind kleiner als Wassertropfen, aber größer als Wassermoleküle. Somit kann Regen nicht eindringen, aber Schweiß nach außen verdampfen. Optimal für Wind und Wetter!
Der klassische **Friesennerz** hält zwar den Regen eine Weile ab, aber dank der PVC-Beschichtung bringt Sie schon ein flotter Fußmarsch ins Schwitzen.
Jacken aus **Soft Shell** bestehen aus drei miteinander verbundenen Schichten: Das äußere Material ist winddicht, die mittlere Lage lässt Regentropfen nicht eindringen, aber transportiert den Schweiß nach außen, die innere Schicht besteht aus wärmendem Fleece. Nach außen verschweißte Reißverschlüsse und Löcher für die Unterarmbelüftung verbessern den Tragekomfort. Für Freizeitsportler und Wanderer eine optimale Kombination, um Wind und Wetter zu trotzen.

Es gibt kein schlechtes Wetter, es gibt nur
falsche Kleidung.

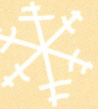

Sexy trotz Zwiebellook

Vor allem junge Frauen befürchten, dass sie nicht gerade erotisch wirken, wenn sie sich ständig in mehrere Stofflagen hüllen. Zum Glück gibt es noch andere Lösungen, als bei Minusgraden viel nackte Haut blitzen zu lassen.

- Tragen Sie Mäntel und Jacken in Rot, Orange oder Pink, auch kleine Farbtupfer eignen sich als Hingucker im grauen Winter-Einerlei.
- Mit einer eleganten Wollstola oder einem flippigen Schal können Sie die Blicke auf sich ziehen. Experimentieren Sie auch mit Tüchern, die über dem Dekolleté gern etwas verrutschen dürfen.
- Eng anliegende Kleiderschnitte können Aufmerksamkeit wecken, ebenso wie Knöpfe und Häkchen an den richtigen Stellen.
- Tragen Sie Unterhemden aus dünner Wolle. Erkundigen Sie sich im Fachgeschäft nach schlichten Modellen ohne Oma-Charme.
- **Ganz wichtig:** Arbeiten Sie an Ihrer erotischen Ausstrahlung! So können Sie garantiert alle Blicke auf sich ziehen.

Tipp: Kleben Sie Ihre Brustwarzen mit Pflaster ab, wenn Sie nicht ständig erklären wollen, dass Sie »nur« frieren.

Nacktprotest

Der New Yorker Künstler Spencer Tunick fotografierte 600 Aktmodelle auf dem Aletschgletscher in der Schweiz, um auf die Folgen des Klimawandels hinzuweisen. Die Frauen und Männer trugen lediglich Puschen und standen auf Isoliermatten, die aber für die Kamera unsichtbar blieben. Hut ab!

Qualmende Socken

Wolle wärmt. **Wollsocken** haben aber leider den Nachteil, dass sie sich an Zehen und Hacken gern in Luft auflösen. Achten Sie deshalb auf eine geringe Beimischung von Polyamid oder Polyester, so haben Sie länger was von Ihren Strümpfen. Genieren Sie sich nicht, **Bettsocken** zu tragen. Zu empfehlen sind Daunenpuschen, die Outdoorläden anbieten. Die Strickmodelle aus heller Angorawolle fühlen sich zwar kuschelig an, peelen aber stark und werden schnell unansehnlich.

Nylonstrümpfe wärmen unter Hosen, weil sich dort ein Luftpolster bilden kann. Zum kleinen Schwarzen sollten es im Winter schon blickdichte Strumpfhosen ab 60 den sein – das Garngewicht beträgt dann 60 Gramm für einen neun Kilometer langen Faden.

Beheizte **Strumpfhosen** lassen keine Wünsche offen: Das Material besteht etwa zur Hälfte aus versilbertem Garn, das sich über einen Mini-Power-Controller am Bündchen oder in der Hosentasche aufwärmt.

Legen Sie eine heiße Sohle aufs Parkett

Salsa, Mambo und Rock 'n' Roll sind Tänze, bei denen Sie schnell warme Füße bekommen. Tanzmuffel müssen sich anders behelfen:

- Fellsohlen mit Alu-Unterseite können Sie sogar in Pumps einlegen, die Sie aber etwas größer kaufen sollten.
- Zimtsohlen neutralisieren nicht nur den Fußgeruch, sondern regen auch die Durchblutung an.
- Elektrisch beheizte Sohlen gab es anfangs nur für Skischuhe, die Akkus lassen sich aber auch an Winterstiefeln befestigen.

Modebewusste Damen sollten sich nicht genieren, in Winterschuhen zum Ball zu gehen und die Stöckelschuhe erst vor Ort anzuziehen. Herren können ihre Budapester bei Regen und Schneematsch mit Gummi-Galoschen schützen.

Tipp: Grundsätzlich sollten Sie nicht allzu enge Schuhe tragen, damit sich ein wärmendes Luftpolster bilden kann. Ledersohlen können sich mit Wasser vollsaugen, deshalb sind Stiefel mit dicken Sohlen aus Krepp oder Gummi optimal.

Walenki aus Ziegenwolle

Damit Ihnen bei Eis & Schnee die Zehen nicht abfrieren, können Sie spezielle, in Kanada entwickelte Boots tragen oder wie Otto-Normalsibirier auf ein Paar Walenki zurückgreifen – das sind Filzstiefel aus Ziegenwolle.

Holz und Plastik statt Metall

In Sibirien gibt es eine eiserne Regel: Fassen Sie niemals Metall an. Stricken Sie deshalb mit Holznadeln, wählen Sie Kunststoffoberflächen für die Computertastatur und küssen Sie bei Minusgraden niemals – wirklich niemals – metallene Gedenkplaketten!

Warmer Händedruck

Mit eiskalten Fingern macht selbst das Tippen, Klavierspielen und Nasebohren keine große Freude mehr. Sofortmaßnahmen: die Handflächen aneinanderreiben oder anhauchen, sich auf die Finger setzen, die Hände unter die Achseln schieben oder: Daumenlutschen!

- **Gel-Handwärmer** enthalten ein Metallplättchen, das Sie knicken müssen. Wenn das Gel dann kristallisiert, wird Wärme freigesetzt.
- **Taschenöfen** sind kleine Dosen, in denen ein Kohlestab liegt. Das Material an einem Ende anzünden, zurück ins dicke Futter legen und Behälter schließen. Es gibt auch mit Benzin gefüllte Taschenöfen.
- **Pulswärmer:** Aus plüschiger Wolle mit Nadelstärke 5 ein Rechteck aus 30 Maschen und 20 Reihen stricken und zusammennähen.

Für eine mollig-warme Molle

Die bauchfreie Wintermode muss ein Mann erfunden haben, denn welche Frau würde sich bei Minusgraden freiwillig eine Blöße geben wollen? Hier die besten Tipps für einen warmen Bauch:

- **Schoßhündchen:** In kalten Gemächern lässt es sich am besten mit einem Hündchen auf dem Schoß aushalten. Zur Wahl stehen Chihuahua, Shi-Tzu, Malteser, Havaneser, Pekinese und Mops. Die Azteken und Mayas bevorzugten Nackthunde namens Xoloitzcuintle als Bettwärmer. Wer allerdings mit Hunden weniger anfangen kann, dem sei eine Katze empfohlen. Es muss ja keine langhaarige Perser sein, eine normale Hauskatze tut's auch.
- **Wärmflasche:** Am besten kaufen Sie eine Wärmflasche mit einem gestrickten oder genähten weichen Überzug. Die Restluft rausdrücken, Wärmflasche gut zuschrauben und immer mal prüfen, ob der Gummi noch dicht ist! Eine Gel-Wärmflasche legen Sie vorher in die Mikrowelle.
- **Körnerkissen:** Stoffsäckchen, die mit Kirschkernen oder Getreidekörnern wie Weizen, Dinkel, Roggen und Hirse gefüllt sind, können Sie in der Mikrowelle, im Backofen, auf der Heizung oder im Kachelofen aufwärmen.
- **Feurige Gerichte** und **Getränke:** Ein heißer Tee, eine scharfe Suppe oder ein kräftig gewürzter Auflauf treiben schon bald den Schweiß aus allen Poren und heizen Ihnen von innen gehörig ein.

Schieben Sie eine heiße Nummer!

»Schaaatz, kannst du mir mal die Füße wärmen?«
Nur Kavaliere reagieren darauf spontan mit dem unwider-
stehlichen Angebot: »Na, dann kuschel dich bei mir an.«

Meist kommt es jedoch gar nicht erst zur Frage aller Fragen, sondern ihre kalten Füße docken wie von selbst an seinen strammen Waden an. Eine heiße Nummer fände ER sicherlich viel verlockender, aber oftmals vertröstet SIE ihn mit ein paar warmen Gedanken – so lange zumindest, bis ihre Füße wieder aufgetaut sind.

Damit es keine Missverständnisse gibt, sorgen Sie am besten selbst vor: Duschen Sie heiß oder machen Sie ein Fußbad. Es wäre doch ein Jammer, wenn Sie sich fröstelnd um das bevorstehende Vergnügen bringen würden. Guter Sex macht nicht nur Spaß, sondern heizt auch richtig schön ein. Die innere Hitze kann sich dann noch über Stunden halten und für eine angenehme Bettwärme sorgen.

Tipp: Machen Sie erst den Bist-du-auch-schön-warm-Test, bevor Sie sich ewig binden.

Treten Sie öfter mal ins Fettnäpfchen!

Wenn wir anderen gegenüber Fehler eingestehen müssen, wird's oft peinlich. Die Schamesröte steigt uns sofort ins Gesicht – ein Effekt, den Frostbeulen eigentlich als angenehm empfinden sollten. Wenn nämlich der Schreck erst mal nachgelassen hat, breitet sich die wohlige Wärme im ganzen Körper aus. Was wollen Sie mehr?

Übrigens: Das Fettnäpfchen stand früher nah am Ofen, um die Paste weich zu halten und die Schuhe damit eincremen zu können. Wer ins Fettnäpfchen trat, zog sich den Zorn der Gastgeber zu, weil das wertvolle Fett dann verplempert war.

Einen Satz heißer Ohren bekommen Sie garantiert, wenn Sie wie die Menschen in Sibirien eine Fellmütze (Schapka) tragen. Damit Ihr Kopf warm bleibt, sollten Sie auch die Ohrenschützer herunterklappen – selbst wenn's ziemlich blöd ausschaut!

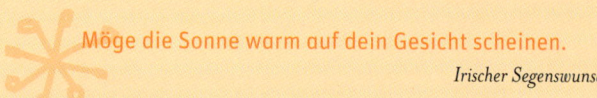

Möge die Sonne warm auf dein Gesicht scheinen.

Irischer Segenswunsch

Positiv denken!

Szenario A: Anton läuft in der Wohnung gern barfuß herum. Nachts schläft er in voller Blöße, und es macht ihm auch nichts aus, morgens stundenlang nackt auf dem Klo zu sitzen und seinen Comic zu lesen.

Szenario B: Beate braucht zwei Kleiderschränke – einen für den Sommer und einen für den Winter. Sie hört jeden Abend den Wetterbericht, entscheidet sich wieder für die falschen Klamotten – und schlottert den ganzen Tag. Zumal sie mit Kollege Anton im Büro sitzt, der auch bei Minusgraden das Fenster aufreißt, kaum dass sie in die Teeküche gesaust ist.

Auch die Vorteile sehen

Sie würden am liebsten mit Anton tauschen, weil Sie das Nacktsein manchmal gar nicht so prickelnd finden? Wenn Sie's mal positiv sehen würden, könnten Sie aber auch Beate beneiden: Sie hat zig Gründe, um shoppen zu gehen. Sie kann jederzeit kompetent übers Wetter plaudern. Sie spürt beim Frieren ganz viel Energie und Lebendigkeit in ihrem Körper. Und sie freut sich immer wieder darüber, wenn der Schmerz in der wohligen Wärme endlich nachlässt. Ist das nix?

Eisbärenmama und Eisbärenbaby sitzen auf einer Eisscholle.
Eisbärenbaby: »Bist du ein richtiger Eisbär?«
Eisbärenmama: »Ja, mein Kind.«
Eisbärenbaby: »Und Papa, ist der auch ein richtiger Eisbär?«
Eisbärenmama: »Ja, mein Kind.«
Eisbärenbaby: »Und Oma und Opa, sind das auch richtige Eisbären?«
Eisbärenmama: »Ja, mein Kind, aber warum fragst du?«
Eisbärenbaby: »Mir ist so kalt!«

Sehr geehrte Schreibtischtäter,
liebe Couch-Potatoes,

herzlichen Dank für Ihre Anfrage. Wir bedauern zutiefst, dass
Sie ständig frieren. Leider müssen wir Ihnen mitteilen: So
geht's nicht mehr weiter, Sie müssen aktiv werden!

Nehmen Sie die Treppen statt den Fahrstuhl, gehen Sie so oft
wie möglich zu Fuß und fahren Sie viel mit dem Rad. Zu
empfehlen sind auch zwei ganz einfache Methoden, um schnell
warm zu werden: Schütteln Sie sich zu Musik und schlackern
Sie mit Armen und Beinen in alle Richtungen herum. Oder
leihen Sie sich zur Probe ein kleines Trampolin aus: Schwingen
Sie zehn Minuten auf und ab, das regt den Kreislauf und die
Muskeltätigkeit an.

Belegen Sie einen Gymnastikkursus, schließen Sie sich einer
Nordic-Walking-Gruppe an oder verabreden Sie sich mit einer
Freundin im Fitness-Club — gemeinsam macht Sport mehr
Spaß. Außerdem bleiben Trainingspartner länger am Ball, weil
keiner den anderen hängen lassen will. Ein gutes Argument,
wenn Ihnen Ihr innerer Schweinehund mal wieder mit der
allerdümmsten Ausrede kommt.

Mit sonnigen Grüßen
Ihre Karin Hertzer

Kommen Sie in Wallungen!

Sie können Ihren Körper nicht nur beim Sport, sondern auch mit langsamen, meditativen Bewegungen auf Trab bringen. Beim **Yoga** trainieren Sie Ausdauer, Kraft, Beweglichkeit und Koordination. Schauen Sie in mehreren Schulen zur Schnupperstunde vorbei, um herauszufinden, welche Methode Ihnen am besten gefällt. Den Sonnengruß können Sie jeden Morgen bei offenem Fenster üben – so sammeln und verteilen Sie die Energie im Körper.

Bikram Yoga ist eine spezielle Form des Hatha-Yoga, die der Inder Bikram Choudhury entwickelte: Die Yogis absolvieren 26 körperliche Übungen (Asanas) bei 38 Grad Raumtemperatur. Schwitzen inklusive!

Qigong (sprich: tschigung) ist eine Bewegungslehre, die zur Traditionellen Chinesischen Medizin gehört. Es gibt spezielle Übungen, um die Lebensenergie Qi im Körper zu sammeln und zu nähren.

Bei der **Progressiven Muskelentspannung** nach Jacobson spannen Sie einzelne Muskeln nacheinander kurz an. Wenn Sie wieder loslassen, strömt eine wohlige Wärme an die jeweilige Stelle.

Sommer ist die Zeit, in der es zu heiß ist, um das zu tun, wozu es im Winter zu kalt war.

Mark Twain zugeschrieben,
amerikanischer Schriftsteller, 1835–1910

Die Vorstellungskraft trainieren

Sie können an bestimmte Worte denken oder sich innere Bilder vorstellen, damit Ihnen wieder warm wird.

Beim **Autogenen Training** machen Sie sich die Kraft der Selbstsuggestion zunutze. Bei den ersten beiden Übungen sagen Sie sich »Meine Arme und Beine sind ganz schwer« und »Arme und Beine ganz warm«. Der Effekt: Die Muskeln entspannen sich, und die Durchblutung wird angeregt. Üben Sie täglich ein paar Minuten, nach einigen Monaten können Sie die Technik jederzeit einsetzen – auch bei einer kurzen Pause am Schreibtisch.

Bei **Fantasiereisen** können Sie von einem Urlaub mit Sonne, Strand und Meer träumen. Suchen Sie nach CDs mit Geschichten, die Sie auf warme Gedanken bringen.

Wussten Sie …

… dass der Nordpol-Schwimmer Lewis Pugh seine Körpertemperatur innerhalb von 15 Minuten von 37 auf 38,4 Grad erhöhen kann, ohne auch nur den kleinen Finger zu krümmen? Um eine solche Hitze zu produzieren, bräuchte man eigentlich 30 Minuten Muskeltraining. Aber auch die Konzentration macht's möglich.

Ab in die Wanne!

Warmes Wasser ist für kalte Hände und Füße eine wahre Wonne. Gönnen Sie sich eine kurze Auszeit und genießen Sie es, wenn das Blut verstärkt durch Ihre Adern pulsiert.

Plansch-Vergnügen

Ein Vollbad mit einer Temperatur von 36 bis 38 Grad tut besonders gut, wenn Sie erschöpft und ausgekühlt sind. Zusätze aus ätherischem Rosmarin- oder Latschenkieferöl fördern die Durchblutung. Bei Herz-Kreislauf-Problemen sprechen Sie bitte vorher mit Ihrem Arzt.

Ansteigendes Fußbad: Stellen Sie beide Füße in eine Plastikwanne und füllen Sie sie mit angenehm warmem Wasser bis zu den Knöcheln auf. Gießen Sie langsam heißeres Wasser nach, bis es an die Waden reicht und das Badethermometer maximal 40 Grad anzeigt. Die Füße zehn Minuten weiter baden. Dann abtrocknen und Socken anziehen. Eine halbe Stunde ausruhen.

Tipp: Sie können 1 Tropfen ätherisches Thymian- oder Rosmarinöl und 1 TL Sahne zum Wasser geben. Oder Sie hängen einen kleinen Stoffbeutel mit etwas geriebenem Ingwer in die Wanne.

Wechselfußbad

Eine Plastikwanne mit warmem Wasser füllen, das Badethermometer sollte 36 bis 38 Grad anzeigen. Eine zweite Wanne mit etwa 18 Grad kaltem Wasser bereitstellen. Füße erst 5 Minuten ins warme Wasser stellen, dann 10 Sekunden lang ins kalte Wasser tauchen. Wiederholen, Füße abtrocknen und warme Socken anziehen. 30 Minuten ruhen.

Wichtig: Nicht vor dem Einschlafen anwenden, weil das Wechselbad den Kreislauf zu sehr anregt.

Alles ein Abwasch!

Sie können die Badetechniken auch für die Hände und Arme anwenden. Noch einfacher geht's, wenn Sie zwischendurch mal die schmutzigen Tassen oder Töpfe heiß abspülen. Von wegen lästiger Abwasch!

In der kälteren Jahreszeit gehen wir zweimal pro Woche in unseren Whirlpool, den wir im Garten aufgestellt haben. Am schönsten ist es im Winter. Wir wärmen uns erst am Kamin auf und huschen dann im Bademantel und auf Latschen raus. Wenn es schneit, fühlt sich das lustig an: Die Schneeflocken auf den nackten Armen kitzeln nämlich etwas.

Petra Nehmeyer, Röhrmoos

Kalte Beingüsse

Die wärmende Wirkung von kalten Beingüssen kannte schon der griechische Arzt Hippokrates, aber erst Pfarrer Sebastian Kneipp machte diese Heilanwendung weltberühmt.

Beim Duschen und in der Sauna weiten sich die Blutgefäße. Wenn Ihnen warm genug ist, sollten Sie sich zu kalten Güssen durchringen: Die Gefäße verengen sich dann wieder, und ein solches »Training« regt den Kreislauf an. Zu Hause können Sie einen Duschschlauch ohne Brausekopf benutzen.

Die Abfolge:

1. Bei den Zehen des rechten Fußes beginnen, über den Fußrücken zur Ferse, an der äußeren Rückseite des Beins bis zum Gesäß. Dort 5 Sekunden verweilen. An der inneren Rückseite wieder zurück zur Ferse. Am linken Bein wiederholen.

2. Den Schlauch an der Vorderseite des rechten Beins von unten nach oben führen, jeweils 5 Sekunden an der rechten und an der linken Leistenbeuge verweilen. Am linken Bein innen zurück zur Ferse.

3. Zum Abschluss das Wasser mit den Händen abstreifen, nicht abtrocknen. Dadurch bleibt der Kältereiz auf der Haut ein wenig länger erhalten. Strümpfe anziehen und warm zudecken.

Wichtig: Bei Durchblutungsstörungen sollten Sie vorher den Arzt um Rat fragen.

Die Haut sanft bürsten

Morgens können Sie den Kreislauf durch eine Trockenmassage in Schwung bringen. Geeignet sind Bürsten mit harten Naturborsten, Sisal-Schwämme, Igelbälle und Massageroller. Streichen Sie die Haut immer zum Herzen hin aus:

1. An der Außenseite des rechten Fußes beginnen, dann außen entlang des Beins bis zum Oberschenkel hinaufbürsten. Danach die Innenseite vom Fuß bis zum Oberschenkel massieren.
2. Es folgen rechte Hand, rechter Unterarm und Oberarm.
3. Bei der linken Körperseite vom Fuß bis zum Oberschenkel, von der Hand bis zum Oberarm massieren. Erst außen, dann innen.
4. Gesäß, Bauch und Rücken bürsten Sie kreisförmig im Uhrzeigersinn.
5. Zum Schluss sollten Sie eine halbe Stunde ruhen.

Heiße Steine aus Hawaii

Bei der Hot-Stone-Massage wird der Rücken erst mit warmem Öl eingerieben. Dann legt die Masseurin bis zu 40 heiße Lavasteine auf bestimmte Punkte, die sie mit kreisenden Druckbewegungen nach und nach wieder entfernt.

Kleiner Trost

Pinguine haben von Natur aus kalte Füße, denn sonst würden sie ins Eis einsinken. Der geniale Trick: Venen und Arterien schmiegen sich eng aneinander an, sodass sich die Temperaturen angleichen können.

Massagen für ...

... kalte Hände: Streichen Sie die rechte Hand vom Handgelenk bis zu den Fingerspitzen aus. Drücken Sie mit kreisenden Bewegungen des rechten Daumens in die Innenfläche der linken Hand. Kneten Sie vorsichtig jeden Finger einzeln vom Ansatz bis zur Fingerkuppe. Die Knöchel nicht zu stark drücken. Hand ausstreichen. Seite wechseln.

... kalte Füße: Streichen Sie die Oberseite des rechten Fußes zwischen den Sehnen aus. Ziehen Sie die benachbarten Zehen seitlich auseinander. Massieren Sie mit kreisenden Bewegungen beider Daumen die Unterseite des rechten Fußes, und zwar von der Ferse bis zu den Zehen und wieder zurück. Kneten Sie alle Zehen einzeln durch, ziehen Sie sie etwas in die Länge und spreizen Sie sie zum Abschluss. Wenn Sie an einigen Stellen leichte Schmerzen spüren, nehmen Sie den Druck etwas zurück und steigern ihn allmählich. Sie können für die Fußmassage auch die Socken anbehalten.

Variante: Bewegen Sie die Zehen – so gut es eben geht – in den Schuhen, bis die Lebensgeister wieder zurückkommen.

Rosmarinöl wirkt Wunder

Eine entspannende Massage mit Rosmarinöl verbessert die Durchblutung und sorgt für anhaltende, wohlige Wärme.

Als Trägersubstanz eignet sich Traubenöl, zu dem Sie etwas Mandel- oder Avocadoöl geben. Zu 50 ml Basisflüssigkeit geben Sie maximal 25 Tropfen ätherisches Öl. Wärmende und anregende Mischungen:

- 12 Tropfen Rosmarinöl, 8 Tropfen Majoranöl, 5 Tropfen Basilikumöl
- 11 Tropfen Rosmarinöl, 9 Tropfen Lavendelöl, 5 Tropfen Wacholderöl

Es ist sehr unangenehm, wenn das kalte Öl direkt auf die Haut tröpfelt. Deshalb geben Sie das Öl zum Anwärmen in die Hand, bevor Sie mit der Massage beginnen. Sie können es auch in einer Aromalampe auf Körpertemperatur bringen.

Auf gute Qualität achten

Kaufen Sie nur 100 % reines ätherisches Öl, kein Parfümöl oder naturidentisches Öl. Beziehen Sie Ihre Öle von einem sachkundigen Lieferanten, der Ihnen Auskunft über die Herkunft der Pflanzen, über Boden und Klima, über Behandlung mit Pestiziden und Qualität der Verarbeitung geben kann.

Ein-Personen-Sauna

Aus Japan kommen zwei Erfindungen für Menschen, die allein schwitzen wollen:

Typ A: Sie schlüpfen in ein Cape und setzen sich damit auf einen Sessel, durch dessen Sitzfläche Kräuterdämpfe strömen – die Luft entweicht dann aus der Halskrause.

Typ B: Sie sitzen samt Umhang auf einem Spezial-Hocker, der von unten durch glühenden Beifuß und eine Heizung erwärmt wird. So bekommen Sie garantiert einen heißen Allerwertesten.

Schwitzen in der Sauna!

In Finnland gibt es zwei Millionen Saunen – und das bei »nur« 5,2 Millionen Einwohnern. Das gemeinsame Schwitzen ist so populär, dass sogar Geschäftsleute und Politiker zusammen in die Sauna gehen. Der neueste Schrei sind Schwitzstuben in Kneipen, Bussen und Zelten.

Tipp: Machen Sie einmal pro Woche zwei bis drei Saunagänge und schwitzen Sie jeweils 12 bis 15 Minuten lang. Danach kalt duschen oder abbrausen, um die Durchblutung anzuregen. Wenn Sie unter erhöhtem Blutdruck oder einer Herzschwäche leiden, sollten Sie vor dem Saunabesuch Ihren Arzt um Rat fragen.

Warme WC-Brille

Das Örtchen mag zwar still sein, aber manchmal ist es dort auch lausig kalt. Da auch eine warme Daunenjacke keine praktikable Lösung ist, lassen viele Frauen die längere Sitzung lieber etwas kürzer ausfallen. Es soll ja Omas geben, die als Po-Wärmer Toilettensitze mit Stoffüberzug bevorzugen – aber sonderlich hygienisch ist das nicht. Eine Alternative bieten beheizbare Klobrillen, wie sie in Japan in öffentlichen Gebäuden und Wohnungen üblich sind.

Anleitung für Heimwerker: Aus der Unterseite der Kunststoff-Klobrille eine Rille ausfräsen, mit Kunstharz ein Heizband befestigen, an die Steckdose anschließen – bei 32 Volt und 230 Watt erwärmt sich das Thrönchen in kurzer Zeit auf angenehme 25 Grad.

Beheizter Tisch

In vielen japanischen Wohnungen gibt es einen beheizten flachen Tisch (Kotatsu), an dem sich die ganze Familie versammelt: Unter der Platte befindet sich eine elektrische Heizung, eine bodenlange dicke Tischdecke lässt die Wärme nicht entweichen. Die Bauern in Nepal stellen einfach einen Topf mit heißem Wasser unter den Tisch. Wenn alle die Füße unter die Tischdecke stecken, wird's gemütlich.

Fenster auf!

Auch wenn Sie oft frieren, sollten Sie regelmäßig lüften. Öffnen Sie das Fenster auch vor dem Zubettgehen noch mal kurz, denn bei verbrauchter Luft lässt es sich nicht gut schlafen.

Warm durch Kältetherapie

Wer friert, sehnt sich nach sofortiger Wärme. Doch nicht immer ist genügend Zeit, um ein schönes heißes Bad zu nehmen, in die Sauna zu gehen oder einfach vor dem Kamin zu verweilen. Manchmal hilft es aber auch, sich ein wenig zu überwinden und einen kurzen Ausflug in die Kälte zu machen.

Taulaufen: Gehen Sie im Sommer morgens 5 Minuten durchs taufeuchte Gras oder laufen Sie im Winter mit nackten Füßen 3 Minuten durch den Schnee. Hören Sie sofort auf, wenn Sie einen schneidenden Schmerz spüren. Füße abtrocknen, warme Socken anziehen und etwas ausruhen.

Sie werden merken: Ihr Körper bedankt sich schon nach kurzer Zeit für Ihre Heldentat und kurbelt die Durchblutung an – Ihre Füße fangen an zu kribbeln und werden warm. Der Effekt breitet sich dann über den ganzen Körper aus.

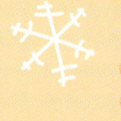

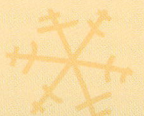

Südfrüchte wirken kühlend

Wussten Sie, dass einige Lebensmittel den Körper erwärmen, andere dagegen abkühlend wirken? Kochen Sie deshalb nach der Fünf-Elemente-Lehre der Traditionellen Chinesischen Medizin.

Wärmende Wirkung

Wenn Sie eine scharfe Suppe oder ein gegrilltes Lammkotelett essen, spüren Sie, dass Ihnen allmählich warm wird. Dieselbe Wirkung haben Fencheltee, Rotwein, Cognac, Whiskey und Wodka. Yogitee ist gewürzt mit wärmenden Gewürzen wie Zimt, Nelken, Kardamom und schwarzem Pfeffer.

Kühlende Wirkung

- Bananen, Orangen, Mandarinen und Clementinen haben eine kühlende Energie, denn die Früchte werden traditionell nur in heißen Regionen angebaut und gegessen.
- Verzichten Sie im Winter auch auf Joghurt, Quark, Salat, Rohkost, Mineralwasser und Weißwein.

Tipp: Fruchtsäfte wirken kühlend. Wenn Sie aber den Apfel-, Birnen- oder Zwetschgensaft anwärmen und ins Müsli geben, bekommt Ihnen das besser, als mit einem Joghurt in den Tag zu starten.

Feurige Gewürze

Kürbissuppe mit Ingwer und Chili als Vorspeise, danach Lamm-
ragout aus dem Römertopf mit Rosmarin-Kartoffeln und zum
Nachtisch Milchreis mit Kompott und Zimt – bei einem solchen
Menü kommen Sie so richtig schön in Wallungen.

Die wichtigsten Tipps zum Kochen:

- Probieren Sie verschiedene wärmende Lebensmittel aus.
- Schaffen Sie die schnelle Küche am besten schnell wieder
  ab. Die Nahrungsmittel sollten nämlich lange kochen, bra-
  ten oder backen, um die gespeicherte Hitze an Ihren Körper
  abgeben zu können. Optimal sind Suppen, Eintöpfe und
  Aufläufe.
- Experimentieren Sie mit feurigen Gewürzen. Ingwer, Chili,
  Peperoni, Pfeffer und Thai-Curry können Ihnen den Schweiß
  auf die Stirn treiben. Benutzen Sie zudem Rosmarin, Thy-
  mian, Majoran und Zimt. Asiatische Gewürze verfeinern
  Omas Rezepte und bodenständige Gerichte wie Kartoffel-
  suppe und Pichelsteiner Eintopf.

Von innen einheizen

Mit den richtigen Gewürzen können Sie kühlende
Nahrungsmittel erwärmen oder thermisch neutralisieren.
Wer also auf den heiß geliebten Joghurt nicht verzichten
will, sollte ihn mit Zimt »würzen«.

Wärmende Speckschicht?

Wale, Robben und Eisbären haben rundherum eine dicke Fettschicht, die sie vor der Kälte schützt. Doch was im Wasser funktioniert, hat an Land nicht nur Vorteile: Die Speckschicht isoliert zwar dreimal so gut wie anderes Gewebe, sodass dicke schneller als dünne Menschen schwitzen. Wer aber allzu viel Fett auf den Rippen hat, wird schwerfällig und bewegt sich in der Regel weniger. Bei starkem Übergewicht arbeitet auch das Herz nicht mehr auf vollen Touren, kalte Hände und Füße können die Folge sein.

Nicht zu viel abnehmen

Wenn Sie eine Diät machen oder fasten, sollten Sie sich viel bewegen. Von innen können Sie sich aufwärmen, indem Sie heißes Wasser, Ingwertee oder eine scharf gewürzte Gemüsebrühe trinken.

Übrigens: Die meisten Magersüchtigen frieren ständig – und darauf reagiert der Organismus, indem er die Haut mit einem Haarflaum schützen will. Die Lanugo-Behaarung tritt vor allem an den Armen auf. Lanugo schützt auch das Ungeborene vor Unterkühlung. Bei manchen Babies ist es sogar noch bei der Geburt vorhanden, fällt aber nach einigen Wochen wieder aus.

Organische Ursachen

Wenn alles nichts hilft, sollten Sie einen Arzt um Rat fragen. Ständiges Frieren kann nämlich auch organische Gründe haben. Häufigste Ursache sind Durchblutungsstörungen als Folge von zu wenig Bewegung, Flüssigkeitsmangel, zu viel Kaffee und starkem Rauchen. Aber auch zu niedriger Blutdruck, Diabetes, eine Unterfunktion der Schilddrüse, hormonelle Umstellungen und ein akuter Eisenmangel können sich mit kalten Händen und Füßen bemerkbar machen.

Ob die Blutgefäße tatsächlich verengt sind, lässt sich bei einer Ultraschall- oder Röntgenuntersuchung sowie mit Hilfe einer Kapillarmikroskopie herausfinden. Bei einer Angiographie macht ein Kontrastmittel im Blut die Gefäße sichtbar. Ob und welche Nerven in den Fingern oder Zehen geschädigt sind, kann ein Neurologe mit einem speziellen Schwachstromtest ermitteln.

Besonders empfindlich reagieren Menschen mit dem Raynaud-Syndrom auf Kältereize: Die Finger werden dann manchmal schon beim Hineingreifen in den Kühlschrank sofort weiß.

Beipackzettel lesen

Medikamente haben oft auch unerwünschte Nebenwirkungen. So kann die Einnahme von Beta-Blockern mitunter dazu führen, dass Sie kalte Hände oder Füße bekommen und viel frieren.

Sonne im Herzen

Frieren ist nervig, anstrengend und teuer — aber deshalb sollten Sie sich Ihre gute Laune nicht verderben lassen. Starten Sie jeden Morgen mit einem Lächeln in den Tag.

Auch die Psyche kann einen positiven Einfluss auf Ihr Kälteempfinden haben. Den wissenschaftlichen Beweis dazu lieferten Psychologen der Universität Zürich: Die Forscher forderten die Testpersonen auf, die nichtdominante Hand so lange wie möglich in Eiswasser zu halten. Die einen saßen ihre Zeit einfach nur ab, die anderen schauten sich während des Versuchs einen lustigen Film an.

Das Ergebnis: Wer oft lächelt oder laut lacht, kann die Finger fast doppelt so lang ins eiskalte Wasser halten – nämlich 45 statt 25 Minuten.

Humor ist die beste Medizin

Wie man sich trotz aller Unbill seinen Humor bewahren kann, bewies der Münchner Komiker und Kabarettist Karl Valentin (1882–1948). Sein Lebensmotto lautete: »Ich freue mich, wenn es regnet. Denn wenn ich mich nicht freue, regnet es auch.«

In Anlehnung daran könnte das Leitbild für alle Fröstel-Frust-Clubs lauten: »Wir freuen uns, obwohl wir frieren. Denn wenn wir uns nicht freuen, frieren wir noch mehr.«

Dankeschön

Dieses Projekt wurde erst möglich durch all die Ideen, Tipps und Anekdoten von vielen Freundinnen, Bekannten und Experten. Bei ihnen allen möchte ich mich ganz herzlich bedanken.

Christian Balzarek, Andrea Bernhard, Christiane Buchner, Attila Budai, Doris Burger, Monika Faden, Naoko Fukuda, Monique Khelif, Katharina Kniess, Tom Körner, Lena Köster, Ellen Kreipe, Niels Kugler, Franz Leipold, Nadia Maina, Klaus Mair, Renate Mayerhofer, Dokuho Meindl, Nikolai Metzger, Ingrid Mieck, Cynthia Milz, Dagmar Müller, Petra Müller, Petra Nehmeyer, Stephan Niederwieser, Tom Ockers, Silke Off, Claudia Petrik, Isabelle Raskin, Ingrid Rösch, Prof. Dr. Willibald Ruch, Sabine Schicke, Marion Trutter, Susanne Vieser, Carol Wandt, Katrin Witke, Kirsten Wolf, Christine Wolfrum und Christiane Zahn.

Mein ganz besonderer Dank geht an:

Sabine Patzek für die Rezepte und das medizinische Know-how
Stephanie Stadtaus für das Gegenlesen des Manuskripts
Gunter Schäfer, der mir immer so schön Herz & Seele wärmt – und die kalten Füße sowieso!

Die Autorin

Karin Hertzer arbeitet als selbstständige Journalistin in München und schreibt regelmäßig für Print- und Online-Magazine. Ihre Schwerpunkte sind Gesundheit, Medizin und Psychologie. Sie hat bereits mehrere erfolgreiche Ratgeber und Sachbücher veröffentlicht.
www.KarinHertzer.de

Wichtiger Hinweis

Die im Buch veröffentlichten Ratschläge wurden mit größter Sorgfalt von Verfasserin und Verlag erarbeitet und geprüft. Eine Garantie kann jedoch nicht übernommen werden. Ebenso ist eine Haftung der Verfasserin bzw. des Verlages und seiner Beauftragten für Personen-, Sach- oder Vermögensschäden ausgeschlossen.

Bibliografische Information der Deutschen Nationalbibliothek

Die Deutsche Nationalbibliothek verzeichnet diese Publikation in der Deutschen Nationalbibliografie; detaillierte bibliografische Daten sind im Internet über http://dnb.d-nb.de abrufbar.

© 2008 Knaur Ratgeber Verlag
Ein Unternehmen der Droemerschen Verlagsanstalt Th. Knaur Nachf. GmbH & Co. KG, München
Alle Rechte vorbehalten

Projektleitung und Redaktion: Franz Leipold
Herstellung: Veronika Preisler
Layout und Umschlaggestaltung:
Claudia Fillmann & Sabine Krohberger, München

Printed in China

ISBN 978-3-426-64579-6

5 4 3 2 1

Besuchen Sie uns auch im Internet unter der Adresse:
www.knaur-ratgeber.de
Weitere Titel aus den Bereichen Gesundheit, Fitness und Wellness finden Sie im Internet unter www.wohl-fit.de